BEI GRIN MACHT SICH IHR WISSEN BEZAHLT

- Wir veröffentlichen Ihre Hausarbeit,
  Bachelor- und Masterarbeit

- Ihr eigenes eBook und Buch -
  weltweit in allen wichtigen Shops

- Verdienen Sie an jedem Verkauf

Jetzt bei www.GRIN.com hochladen und kostenlos publizieren

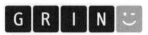

Bibliografische Information der Deutschen Nationalbibliothek:

Die Deutsche Bibliothek verzeichnet diese Publikation in der Deutschen National-bibliografie; detaillierte bibliografische Daten sind im Internet über http://dnb.d-nb.de/ abrufbar.

Impressum:

Copyright © 2018 GRIN Verlag
Druck und Bindung: Books on Demand GmbH, Norderstedt Germany
ISBN: 9783668845534

Dieses Buch bei GRIN:

https://www.grin.com/document/450073

Amer Fattal

Die Komplexität der Low-Carb-Ernährung

GRIN Verlag

GRIN - Your knowledge has value

Der GRIN Verlag publiziert seit 1998 wissenschaftliche Arbeiten von Studenten, Hochschullehrern und anderen Akademikern als eBook und gedrucktes Buch. Die Verlagswebsite www.grin.com ist die ideale Plattform zur Veröffentlichung von Hausarbeiten, Abschlussarbeiten, wissenschaftlichen Aufsätzen, Dissertationen und Fachbüchern.

Besuchen Sie uns im Internet:

http://www.grin.com/

http://www.facebook.com/grincom

http://www.twitter.com/grin_com

Thema:

Die Low-Carb Ernährung

Eingereicht von:

Amer Fattal

Lehrgang: Ernährungsberater/in B-Lizenz

Datum: 30.09.2018

Inhaltsverzeichnis

Abbildungsverzeichnis 3

Tabellenverzeichnis 3

1. Einleitung 4

    1.1   Hinführung zur Thematik 4

    1.2   Ziel der Arbeit und Vorgehensweise 4

2. Definition und historische Entwicklung 5

    2.1   Begriffserklärung 5

    2.2   Entwicklung bis heute 5

3. Die Bedeutung der Ernährung 7

    3.1   Funktionsweise des ATP 7

    3.2   Biochemischer Hintergrund 8

4. Verwertung der Kohlenhydrate 8

    4.1   Der Weg zum Magen 9

    4.2   Energieproduktion 9

5. Das Prinzip der Low-Carb-Ernährung 10

6. Formen der Low-Carb-Ernährung 11

    6.1   Atkins-Diät 11

    6.2   Die ketogene Ernährung 12

    6.3   Die Glyx-Diät 13

    6.4   LOGI-Methode 14

    6.5   Sonstige Low-Carb-Ernährungsformen 16

7. Vor- und Nachteile 16

8. Umsetzungsmöglichkeiten im Alltag 19

9. Ausschlusskriterien 23

    9.1   Die Selbstdisziplin 23

    9.2   Leistungssport 24

    9.3   Die Gesundheit 24

    9.4   Die Schwangerschaft 24

10. Eigene Meinung 25

11. Das Fazit 27

Danksagung 28

Literaturverzeichnis 29

Abbildungsverzeichnis

Abbildung 1: Glucose als Strukturformel 8
(Quelle: https://www.chemie-schule.de/KnowHow/Glucose, 2018)

Abbildung 2: Die LOGI-Pyramide 15
(Quelle: https://www.logi-aktuell.de/logi-methode/logi-pyramide, 2017)

Abbildung 3: Der Blutzuckerspiegel nach dem Frühstück 17
(Quelle: Eigene Darstellung)

Tabellenverzeichnis

Tabelle 1: Der glykämische Index.......................................14
(Quelle: www.dr-barbara-hendel.de/bewusstes   leben/ernaehrung/tabellen/glyx-
tabelle/, 2016)

1. Einleitung

1.1 Hinführung zur Thematik

„Kohlenhydrate machen dick"- so lautet das Credo von vielen Menschen in der heutigen Gesellschaft. Kein Makronährstoff wird aktuell so stark thematisiert, wie die Kohlenhydrate. Für die Befürworter dieser Theorie ist der „Hauptschuldige" für die voranschreitende Verdickung der Gesellschaft pauschal gefunden. Allzu oft beobachtet man in Kantinen die Streitgespräche zwischen Arbeitskollegen während der Mittagspause. Auffällig ist, dass sich die Leute meist nicht darüber streiten, welche Ernährungsform (welches an sich ein sehr stark erörtertes Thema in der Gesellschaft darstellt) die Gesündeste sei. Oft wird darüber diskutiert, ob denn die letzte Kohlenhydrateinnahme um 20:00 oder um 18:00 Uhr erfolgen solle. Immer wieder hört man auch diesen einen Satz: „Ich ernähre mich jetzt Low-Carb".

1.2 Ziel der Arbeit und Vorgehensweise

Ich möchte mit dieser Hausarbeit spezifisch auf die „Low-Carb-Ernährung" eingehen. Das Ziel dieser Hausarbeit ist es, eine detaillierte Ausarbeitung zu der Low-Carb-Ernährung zu liefern, welche alle wichtigen Informationen zu diesem Thema beinhaltet. Der Lesende sollte mit Erreichen des Fazits soweit über diese Thematik aufgeklärt sein, dass keine offenen Fragen übrigbleiben.

Zu Beginn werde ich mich der Begriffserklärung widmen und verdeutlichen, was man heutzutage unter „Low-Carb" versteht. Prinzipiell kann man sagen, dass sich Trends nie von einem Tag auf den anderen etablieren. Es liegt meist ein Ursprungsgedanke dar, der sich über Jahrzehnte entwickelt und irgendwann so fortgeschritten ist, dass dieser alltagstauglich wird. Darauf bezogen, werde ich auch auf die historische Entwicklung und die wichtigsten Pioniere dieser Ernährungsform eingehen.

Für ein besseres Verständnis ist es meiner Meinung nach von großer Bedeutung zu erläutern, wofür wir überhaupt Nahrung zu uns nehmen und wie die physiologische Energiebereitstellung in unserem Körper erfolgt. Um Letzteres zu erklären, werde ich verschiedene biochemische und physiologische Prozesse, die in unserem Körper ablaufen, konkretisieren. Dieser Abschnitt wurde von mir bewusst begrenzt gehalten, da die Zielsetzung nicht darin besteht, eine biochemische Arbeit abzugeben. Nachdem diese zwei Punkte abgearbeitet und die Grundkenntnisse über diese Ernährungsform aufgezeigt wurden, werde ich das Prinzip der Low-Carb-Ernährung erläutern.

Anschließend gehe ich auf die verschiedensten Ausprägungsformen und auf die Vor- und Nachteile dieser Ernährungsform ein. Jede existierende Ernährungsform besitzt ihre eigene Spezifität. Das bedeutet, dass ein Ausleben einer Ernährungsform (welches zu einem Lebensstandard werden soll), für jeden Menschen unterschiedlich ist.

Jeder Mensch hat schließlich einen anderen Alltag und eben dieser diktiert meistens unsere Ernährung. Während sich der eine acht Stunden im Büro aufhält, arbeitet der Andere im Schichtdienst – demnach wird auch die Ernährung der beiden unterschiedlich sein. Deswegen werde ich im Laufe dieser Ausarbeitung auf die

Umsetzungsmöglichkeiten der Low-Carb-Ernährung eingehen. Natürlich gibt es auch gewisse Menschengruppen, für die aus verschiedenen Gründen (die Gesundheit als der wichtigste Aspekt) eine Low-Carb-Ernährung nicht sinnvoll wäre. Darauf aufbauend, werde ich auch diese Thematik behandeln, mögliche Personengruppen auflisten und spezifisch erläutern, wieso eine Low-Carb-Ernährung manchmal kontraproduktiv wäre. Was nicht fehlen darf ist meine persönliche Meinung zu der Thematik, in der meine eigenen Erfahrungen zu dieser Ernährungsform mitberücksichtigt wurden. Zu guter Letzt werde ich mit dem Fazit die Hausarbeit abschließen.

2. Definition und historische Entwicklung

2.1 Begriffserklärung

Was bedeutet „Low-Carb"?

Die Bezeichnung Low-Carb setzt sich aus den englischen Wörtern „Low" („wenig") und „Carb" (Abkürzung der englischen Bezeichnung für Kohlenhydrate „Carbohydrates") zusammen. Wenn Menschen in der Öffentlichkeit von einer „Low-Carb-Ernährung" sprechen, meinen sie eine kohlenhydratreduzierte Ernährungsform. Die tägliche Kohlenhydratzufuhr ist dabei nicht fest geregelt. Je nach Ausprägungsform dieser Ernährungsweise existieren verschiedene Gramm-Zahlen. Manche Menschen sind in der Auslebung sehr großzügig und versuchen im Alltag an der ein oder anderen Stelle Kohlenhydrate einzusparen. Andere wiederum versuchen die Ernährungsform als Extrem auszuleben, indem sie nur bis zu 10 Gramm täglich Kohlenhydrate verzehren. In den Vereinigten Staaten hat sich dieser Trend mittlerweile so stark etabliert, dass die dortige Nahrungsindustrie nicht mehr mit „fettfreien" Lebensmittel wirbt, sondern nur noch mit Produkten, die mit „Low-Carb" gekennzeichnet werden. Dass die Trends der US-Amerikaner in den meisten Fällen nach Europa übergehen, ist allzu bekannt. In Deutschland etabliert sich dieser Trend nun immer mehr. Die Beliebtheit nimmt zu und man impliziert mit dieser Ernährungsform den amerikanischen Arzt Atkins, der einige Jahre vor der Jahrhundertwende die Low-Carb-Ernährung populär machte. Die Historie der Low-Carb fing jedoch schon viel früher an.

2.2 Entwicklung bis heute

Als im 19. Jahrhundert die Industrialisierung in England schon so weit vorangeschritten war, dass man begann, den üblichen Haushaltszucker maschinell herzustellen, empfahl der englische HNO-Arzt Dr. Williams Harvey all seinen übergewichtigen Patienten von nun an, sich so streng wie möglich kohlenhydratarm zu ernähren. Der Beginn dieser Idee stammt von der Krankenhistorie eines Patienten, der nichts ahnend, das heutige Leben beeinflusste. Die Geschichte handelt vom Bestattungsunternehmer William Banting, der im Jahr 1862 Dr. Harvey aufsuchte. Dr. Harvey war zu der Zeit ein bekannter HNO-Arzt in London. Der Grund für den Besuch waren zuvor noch nie aufgetretene Ohrenschmerzen, die mit einem auditiven Erschwernis einhergingen Für den, bei einer Körpergröße von nur 1,61 Meter und bei einem Gewicht von 92 Kilogramm stattlichen Banting wurde die Diagnose anschließend schnell gefunden: Schwerhörigkeit. Der Grund für die Erkrankung war der viel zu hohe Druck, der durch die überschüssigen Fettmaßen auf das Innenohr wirkte.

Bantings einzige Möglichkeit zur Therapie war eine ordentliche Fettreduktion mithilfe einer kohlenhydratarmen Ernährung, denn nur ein Reduzieren der Fettmasse würde eine Drucksenkung bewirken. William Banting verinnerlichte die Anweisungen des Arztes und zeigte nach etwa einem Jahr eine Gewichtsreduktion von etwa 50 Pfund (=23kg) auf. Mit der neuen Ernährungsform schwanden auch die Hörschwierigkeiten und Banting begann ein neues Leben.

Im Jahr 1863 fasste Banting die Ernährungsstrategie und die Erfolge seiner Diät in einem Buch zusammen und so erschien das Buch „Letter of corpulence" (Deutsch: „offener Brief über die Korpulenz"). Banting wird heute als Vater der Low-Carb Ernährung angesehen.

In Medizinerkreisen wurde die Idee einer kohlenhydratarmen Ernährung kategorisch abgelehnt und sogar stark belächelt. Einige wenige Ärzte probierten diese Form der Ernährung überwiegend als Therapiemethode für Diabetiker aus. Die Therapie war für Diabetiker ein Segen, denn die übliche Substitutionstherapie mit Insulin wurde erst im Jahr 1922 das erste Mal durchgeführt und etablierte sich ab 1970. Durch die Low-Carb-Ernährung verbesserte sich die Lebensqualität der Diabetiker rapide. In Europa wurde diese Ernährungsform Mitte des 20. Jahrhunderts wieder aufgegriffen. Der österreichische Mediziner Dr. med. Wolfgang Lutz publizierte sein Lebenswerk „Leben ohne Brot", welches bis heute zu den deutschsprachigen Standardwerken der kohlenhydratarmen Ernährung zählt Die Kernaussage seines Werkes besagt, dass Kohlenhydrate die Probleme der Fettleibigkeit und der hormonellen Dysbalancen sind. Jahrelang behandelte er erfolgreich adipöse Patienten und verhalf ihnen zu einem neuen Leben. Gerade als diese Ernährungsform an Popularität gewann, veröffentlichte der in Amerika bekannte Ernährungswissenschaftler Ancel Keys (bekannt dafür, dass dieser den Begriff des BMI prägte) eine Studie, die einen starken Zusammenhang zwischen koronaren Herzerkrankungen und einer hohen Fettzufuhr zeigte. Da die damalige Mortalitätsrate bei Herzinfarktpatienten bei etwa 50 Prozent lag und man weder effiziente Behandlungsmethoden noch die Hauptursachen für dieses gesundheitliche Problem entdeckt hatte, fand man zumindest mit dieser Studie einen Anhaltspunkt. So erklärte man nach Veröffentlichung der Studie, der zu hohe Cholesterinspiegel sei der Hauptgrund für die immer mehr steigende Herzinfarktrate. Nach Publikation wurden schnell Maßnahmen zur Reduzierung des Cholesterins eingeführt, was zur Folge hatte, dass keiner mehr der Low-Carb-Ernährung Beachtung schenkte. Das zumindest bis 1992, denn in diesem Jahr erschien das Buch „New Diet Revolution" von Dr. Robert Atkins, welches auch heutzutage als „Atkins Diät" bekannt ist. Atkins fasste verschiedene Daten über Jahrzehnte lang zusammen und entfachte wieder eine Ernährungsdiskussion, die bis heute andauert.

3. Die Bedeutung der Ernährung

Eine gesunde Ernährung ist die Grundvoraussetzung für das körperliche und seelische Wohlbefinden, sowie für die Leistungsfähigkeit unseres Körpers. Damit der Organismus „funktionstüchtig" ist, ist eine Energiezufuhr notwendig. Schwer vereinfacht gesagt, funktioniert nämlich unser Körper wie ein Auto. Damit man seinen PKW von A nach B bewegen kann, braucht man Treibstoff. Unser Körper braucht ebenfalls Energie, um zu funktionieren. Diese Energie wird in Form von Adenosintriphosphat generiert. Adenosintriphosphat (kurz: ATP) ist ein Molekül, das als der universelle Energieträger im Körper fungiert. Es besteht aus Adenin (einer Nukleinbase, welches auch ein Hauptbestandteil unserer DNA ist), einem Zuckerrest namens Ribose und drei Phosphatgruppen.

Ein 70 kg schwerer Mensch verbraucht im Ruhezustand etwa 35 kg ATP am Tag. Diese immense Summe verdeutlicht die starke Abhängigkeit unseres Körpers von diesem Molekül. Aber wie kann ein Molekül, das aus nur drei unterschiedlichen Atomen besteht, unser Leben bestimmen? Um dieser Frage auf den Grund zu gehen, müssen wir einen kleinen Ausflug in die Reaktionskinetik machen, ein Teilgebiet der Physik.

3.1 Funktionsweise des ATP

Wie bereits erläutert, braucht unser Körper Energie in Form von ATP. Ein gutes Beispiel für einen Mechanismus, der von ATP abhängig ist, ist die Atmung. Obwohl die Atmung durch das zentrale Nervensystem gesteuert wird, atmen wir erst nach Muskelarbeit (in diesem Fall die des Zwerchfells) ein. Da die Muskeln zum aktiven Apparat des Körpers gehören, benötigen diese Energie um zu kontrahieren. Der erste Hauptsatz der Thermodynamik sagt unter anderem aus, dass Arbeit nicht ohne Energiezufuhr (in diesem Fall ATP) erfolgen kann.

In der Thermodynamik werden unter anderem Reaktionen in zwei Arten unterteilt:

a) *Exotherme Reaktionen*
b) *Endotherme Reaktionen*

Exotherm „exos" (außen) und „thermos" (warm) beschreibt eine Reaktion, bei der Energie nach außen frei wird.

Endotherm „endo" (innen) und „thermos" (warm) beschreibt die entgegengesetzte Reaktion, bei der die Energie von außen aufgenommen werden muss, um ablaufen zu können.

Um etwas von der strengen Theorie wieder wegzukommen, folgendes Beispiel:

Der Verbrauch von ATP ist eine exotherme Reaktion. Indem ATP mit Wasser reagiert, spaltet sich eine von den drei Phosphaten-Gruppen ab. Dabei wird eine Energie von etwa -30,5 KJ/Mol frei. Diese Energiemenge wird dann beispielsweise für das Absenken des Zwerchfells benötigt. Das Zwerchfell ist auf die „von außen stammende Energie" angewiesen. Die Energiemenge, die die Reaktion des ATP mit Wasser freisetzt, wird von der Muskulatur aufgenommen und umgewandelt. Somit hätten wir hier ein Beispiel für eine endotherme Reaktion.

3.2 Biochemischer Hintergrund

Nährstoffe, aus denen unser Körper Energie herstellen kann, werden Makronährstoffe genannt. Unter der Kategorie Makronährstoff fallen die Proteine, Fette und die Kohlenhydrate.

Kohlenhydrate werden als organische Verbindungen definiert, die mindestens aus einer Kette von drei Kohlenstoffatomen bestehen. Der Name „Kohlenhydrate" hat einen chemischen Ursprung. Die Kohlenstoffatome sind mit einem OH-Molekül und einem Wasserstoffatom verbunden. Zusammen ergibt sich eine H-C-OH-Gruppe. Zufällig entsprechen die beiden mit dem C-Atom verbundenen H-Atome zusammen mit dem O-Atom einem Wassermolekül. Daher der Name Kohlenhydrate.

Kohlenhydrate werden je nach Länge der Kette in Mono-, Oligo- und Polysaccharide unterteilt.

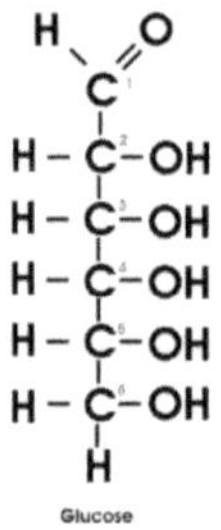

Abbildung 1: Glucose als Strukturformel
Quelle: https://www.chemie-schule.de/KnowHow/Glucose, 2018

Die Länge der Kohlenhydratkette ist für die Low-Carb-Ernährungsweise immens wichtig.

Der bekannteste Einfachzucker ist Glucose (Traubenzucker). Glucose hat eine zentrale Bedeutung im Metabolismus des Menschen, denn es dient dem Körper als wichtigster Energielieferant. Im Abschnitt über ATP, erläuterte ich, dass ATP ein Energieträger ist. Nun bezeichne ich Glucose als Energielieferant. Zwischen den beiden Molekülen existiert ein großer Zusammenhang.

4. Verwertung der Kohlenhydrate

Andreas ist 100 Meter Sprinter und rennt seit etwa einer Stunde unermüdlich die Sprintbahn rauf und runter. Für den letzten Sprint hat er 11,1 Sekunden gebraucht, ein enttäuschender Wert für Andreas, dessen Bestzeit in dieser Woche bei 10,4 Sekunden lag. Der Trainer bemerkt die sichtbare Ermüdung und wirft ihm einen Würfel Dextrose zu, mit der Anweisung, er solle erst in zehn Minuten wieder sprinten. Beim nächsten Sprint-Anlauf ist Andreas merklich schneller. Er wirkt sichtlich erholter und verzeichnet seine wöchentliche Bestleistung mit 10,28 Sekunden.

Wie konnte es sein, dass der energielose Andreas in nur fünf Minuten wie ausgewechselt ist plötzlich eine Bestzeit erzielen kann?

Im folgenden Abschnitt werde ich auf die Verwertung der Kohlenhydrate im menschlichen Körper eingehen. Vorab möchte ich anmerken, dass dieses Thema ein sehr komplexes ist und eine vollständige Darstellung den Rahmen dieser Arbeit sprengen würde und nicht zielführend wäre. Mithilfe einer kurzen Erklärung der wichtigsten Schritte versuche ich ein Basis-Verständnis für die im weiteren Verlauf der Arbeit erläuterten Themen zu etablieren, wie zum Beispiel die Glucose-Verwertung bei Diabetes-Mellitus-Patienten.

4.1 Der Weg zum Magen

Mit jeder Mahlzeit werden unter anderem Kohlenhydrate in unseren Körper aufgenommen. Ziel der Verdauung ist es erst einmal, die Kohlenhydrate so klein wie möglich „zu schneiden". Das Zielprodukt ist nämlich Glucose (Traubenzucker). Der erste Schritt in der Verdauung erfolgt durch den Speichel. Der durch die drei Speicheldrüsen produzierte Speichel besitzt ein Enzym, welches die aufgenommenen Kohlenhydrateinheiten in kleinere Moleküle spaltet.

Anschließend gelangen die Kohlenhydratketten zum Dünndarm. Dort angekommen, werden die langen Ketten durch verschiedene Verdauungsenzyme in das Zielmolekül, der Einfachzucker Glucose, gespalten. Nachdem dies geschieht, werden die Glucosemoleküle resorbiert und gelangen in das Blutplasma. Nun haben wir eine erhöhten (nach der Nahrungsaufnahme physiologischen) Blutzuckerspiegel. Da unser Körper die Glucose für die Energiebereitstellung braucht, muss der Zucker wieder vom Blut Richtung Muskeln oder Gehirn transportiert werden. Damit dies geschehen kann, brauchen wir das Hormon Insulin, welches in der Bauchspeicheldrüse gebildet wird und eine Art Schlüssel, der den Zugang zu den Zielzellen ermöglicht, darstellt. Insulin dockt nämlich an einen speziellen Rezeptor an und ermöglicht den Transport der Glucose in Richtung Zielzelle.

4.2 Energieproduktion

In der Zielzelle angelangt, ändern sich die Größenordnungen. Die Abläufe werden nun komplexer und man bewegt sich auf mikroskopischer Ebene.

Die Zelle ist die kleinste Lebenseinheit des Menschen. Zellen sind komplexe Systeme, die in der Masse das Leben ermöglichen. Dort findet unter anderem die Umwandlung von Glucose in ATP statt. Obwohl wir uns auf mikroskopischer Ebene befinden, so weist die Zelle für die Moleküle verschiedene „Bereiche" auf. Einmal in die Zielzelle angelangt, muss die Glucose verschiedene Etappen durchlaufen, bis daraus das gewünschte ATP produziert wird.

Zu Beginn wird Glucose im Cytoplasma (einer Art flüssigen Konsistenz, in der sich die Zellorganellen befinden) über verschiedene biochemische Vorgänge in Pyruvat (einem Verzweigungspunkt im Stoffwechsel) umgewandelt. Anschließend wird das Pyruvat in den Mitochondrien („den Kraftwerken der Zelle") zum wichtigsten Zwischenprodukt des menschlichen Stoffwechsels metabolisiert, dem Acetyl-CoA. Dieses Molekül hat eine zentrale Bedeutung für den Menschen, weil die Makronährstoffe (Eiweiße, Fette, Kohlenhydrate) über unterschiedliche biochemische Abläufe in Acetyl-CoA umgewandelt werden können. Acetyl-CoA wird dann über weitere sauerstoffabhängige Reaktionen soweit umgewandelt, dass man als Endprodukt 38 ATP Moleküle hat. Aus diesem Grund werden Fette und Eiweiße als Energielieferanten bezeichnet. Die mögliche, in bestimmten Umständen stattfindende Umwandlung ermöglicht eine Energieproduktion.

Um nun wieder zum Beispiel mit Andreas zurückzukommen: Als der Trainer bemerkte, dass Andreas erschöpft war und so an Leistung verloren hat, intervenierte er geschickt, indem er ihm etwas Traubenzucker gab. Traubenzucker besteht aus Glucose, die einfachste Form der Kohlenhydrate. Es bedarf keiner enzymatischen Spaltung oder Verdauung. Hätte Andreas anstatt des Traubenzuckers einen Müsliriegel gegessen, wäre der Prozess der Energiebereitstellung langsamer gewesen. In seinem Fall konnte die Glucose direkt über das Blut in die Muskulatur transportiert werden. Ein intelligenter Einfall des langjährigen Trainers.

Grobe Zusammenfassung des Kapitels:

- Makronährstoffe liefern dem Körper Energie
- Energie ist für das Leben unerlässlich und physiologisch notwendig
- Der Hauptenergielieferant ist Glucose (Traubenzucker) und der Hauptenergieträger ist ATP
- Je kürzer die Kohlenhydratkette, desto schneller kann der Körper daraus ATP produzieren
- Aus Fetten und Proteinen kann der Körper unter bestimmten Umständen ATP generieren.
  → Dies resultiert aus der Umwandlung zum Zwischenprodukt Acetyl-CoA.

5. Das Prinzip der Low-Carb-Ernährung

Der menschliche Körper nutzt für die Energiebereitstellung primär die Kohlenhydrate. Es ist für den Körper der unkomplizierteste Weg zur Energie. Die Low-Carb-Ernährung zielt nun darauf hin, unserem Körper größtenteils diese Energiequelle zu entziehen. Der Verzicht auf Reis, Nudeln, Kartoffeln und Brot muss nun auf eine andere Weise kompensiert werden. Für den Körper ist vor allem die ununterbrochene Energiezufuhr des Gehirns sehr wichtig. Laut der Deutschen Gesellschaft für Ernährung setzt sich eine ausgewogene Ernährung zu 50 - 65% aus Kohlenhydraten, 15 - 25% aus Proteinen und 20 - 30% aus Fetten zusammen. Bei einer Low-Carb-Ernährung verändert sich die Gewichtung. Folgende Verteilung soll angestrebt werden: 50% Fette, 30% Proteine und 20% Kohlenhydrate. Hier auffällig ist, dass sich die Kohlenhydrat- und Fett-Werte besonders verändern.

Das erste Prinzip der Low-Carb-Ernährung ist die Erhöhung der eiweiß- und fetthaltigen Lebensmittel. Diese Umstellung bewirkt einiges im Körper. Durch den verstärkten Kohlenhydratverzicht wird der Körper gezwungen, aus den Fetten das ATP herzustellen (das Acetyl-CoA spielt hier eine wichtige Rolle). So werden die Fettsäuren in der Leber durch das Fehlen von Kohlenhydraten zu Ketonkörper umgewandelt. Ketonkörper sind Zwischenprodukte des Fettstoffwechsels und wirken ähnlich wie

Traubenzucker, indem diese den Zellen Energie liefern. Der Körper wird somit unter anderem dazu gezwungen, die eigenen Fettreserven zu verbrauchen. Die Erhöhung der eiweißhaltigen Lebensmittel hat zudem auch einen höheren Sättigungseffekt. Das führt dazu, dass man weniger Nahrungsmittel konsumiert.

Ein weiteres Grundprinzip der Low-Carb-Ernährung ist die Insulinunterdrückung. Bei einer erhöhten Glucosekonzentration wird das Insulin von der Bauchspeicheldrüse in die Blutbahn ausgeschüttet. Insulin ist ein anaboles Hormon, das die Fettsynthese anregt. Sinkt die Insulinkonzentration, wird die Fettdepotsynthese gehemmt und gleichzeitig die Lipolyse (der Fettabbau) stimuliert. Durch die Stabilisierung des Blutzuckerspiegels wird weniger Insulin ausgeschüttet. Dies hat zur Folge, dass mehr Fettdepots abgebaut werden.

6. Formen der Low-Carb-Ernährung

Low-Carb bedeutet erst einmal nur, dass wir uns kohlenhydratreduziert ernähren. Genaue Gramm-Zahlen sind nicht eindeutig festgelegt und je nach Ausprägungsform unterschiedlich. Mittlerweile existieren viele Formen der Low-Carb-Ernährung, wobei alle auf die zwei Grundprinzipien zielen: den Zustand der Ketose und die Unterdrückung von Insulin. Im Folgenden möchte ich die für mich wichtigsten Formen der Low-Carb-Ernährung kurz darstellen.

Vorneweg muss das Wort Diät erklärt werden, denn dieses wird im Folgenden öfter genannt und könnte für Verwirrung sorgen. Mit Diät verbinden die meisten Menschen in der heutigen Gesellschaft den Zustand einer kurz- oder langfristigen Gewichtsreduktion. Das Wort Diät hat jedoch eine ganz andere Bedeutung. Dieses Wort stammt aus dem altgriechischen und bedeutet „Lebensweise". Die nun hier dargestellten Ernährungsformen sollen keine kurzfristigen Ernährungsumstellungen darstellen, sondern eher eine solche „Lebensführung" beschreiben. Kurzfristige Ernährungsumstellungen sind nämlich in den meisten Fällen zum Scheitern verurteilt und nicht wirklich sinnbehaftet.

6.1   Atkins-Diät

Die Atkins-Diät eignet sich sehr gut, um zu Beginn überschüssige Fettmaßen zu verlieren und integrieren den Ausführenden langsam und stetig in die Low-Carb-Ernährung. Diese Integration erfolgt über mehrere Zwischenphasen, wobei jede Phase spezifisch ist. Der Teilnehmer durchläuft vier Etappen. Mit Erreichen der vierten Etappe soll der gewünschte Zielzustand einer ausgewogenen Ernährung erreicht werden, der lebenslang andauern soll. Mit ausgewogen wird dabei der Zustand beschrieben, bei dem Kohlenhydrate durchaus eine wichtige Rolle in der Ernährung darstellen, der Konsum jedoch bewusst erfolgt.

Phase 1:

In der ersten Phase soll eine drastische Reduktion an Kohlenhydraten erfolgen. Das Ziel dieser Etappe ist es, die Lipolyse auf Hochtouren laufen zu lassen und somit den Zustand der Ketose zu erreichen. Die täglich zu verzehrende Kohlenhydratmenge liegt bei 20 Gramm. Zu Beginn wird sich ein starker Gewichtsverlust einstellen.

Phase 2:

Nach der sehr strengen Kohlenhydratrestriktion fängt nun die eigentliche Zielsetzung an. Wochenweise ist eine Steigerung der Kohlenhydratmenge um etwa fünf Gramm vorgesehen. In dieser Phase soll noch eine Gewichtsreduktion erfolgen. Die Erhöhung der Kohlenhydrate erfolgt bis zur Stagnation des Gewichtes, denn mit der Stagnation erfährt man den spezifischen „kritischen Kohlenhydrat-Wert". Dieser Wert gibt uns Auskunft über die Kohlenhydratmenge, die wir verzehren können, ohne Gewicht ab- oder zuzunehmen.

Phase 3:

Kurz vor dem Erreichen des zu Beginn festgelegten Zielgewichtes, beginnt die dritte Phase. In dieser Phase soll bewusst die Kohlenhydratmenge mit der Absicht erhöht werden, die eigene Wohlfühlmenge und den eigenen Stoffwechseln besser kennenzulernen. Diese Phase ist die am schwierigsten zu meisternde, denn mit einer Erhöhung der Kohlenhydratmenge verfällt irgendwann der Zustand der Ketose. Außerdem können durch eine erhöhte Insulinsekretion Heißhungerattacken auftreten. Somit muss man in dieser Phase darauf achten, den Appetit zu zügeln.

Phase 4:

Wenn das Zielgewicht erreicht ist, befindet man sich in Phase vier, welche auch als „die lebenslange Erhaltungsphase" bezeichnet wird. Hier soll man mittlerweile das richtige Gespür für die richtige Auswahl an Lebensmittel besitzen und zudem den eigenen Stoffwechsel kennen.

6.2 Die ketogene Ernährung

Wie der Name schon sagt, zielt diese Ernährungsform vor allem daraufhin, den Vorgang der Ketose maximal auszuschöpfen. Um das zu erreichen, ist die drastische Reduktion von einfachem Zucker und Stärke unausweichlich. Diese Ernährungsform unterscheidet sich von der Atkins-Diät insbesondere darin, dass hier keine Zyklen vorhanden sind. Die ketogene Ernährungsweise gilt als Extremform der Low-Carb-Ernährung. Folgende Makronährstoffverteilung soll berücksichtigt werden:

1) Etwa **65%** der Ernährung sollte durch gesunde **Fette**, Fleisch, Fisch und kohlenhydratarmes Gemüse abgedeckt werden. Folgende Nahrungsmittel wären dafür gut geeignet: Nüsse (Pekannüsse, Walnüsse, Cashewnuss-Kerne), tierische Fette (Eigelb, Fisch), Speiseöl (Olivenöl, Avocado-Öl), Gemüse (Gurken, Zucchini, Champignons, Zwiebeln, Knoblauch, Sellerie). Besonders achtsam muss man beim Verzehr vom Gemüse sein, denn oftmals findet man, zum Beispiel in Kartoffeln, Karotten oder auch in Kürbis, versteckte Kohlenhydratmengen, denen man sich oft nicht bewusst ist.

2) **Proteine** sind für den Körper besonders wichtig und schützen ebenfalls vor Muskelabbau. Dementsprechend ist es sinnvoll, auf tierisches Protein (Hähnchen, Pute, Rind) zurückzugreifen, da diese Nahrungsmittel sowohl eiweiß- und fetthaltig sind und zugleich kohlenhydratarm. Der anvisierte Wert liegt bei etwa **25%**.

3) **Kohlenhydrate** spielen bei der ketogenen Ernährungsform eine stark untergeordnete Rolle. Hier gilt als Zielsetzung etwa **10%**.

Anmerkung:

Diese angestrebte kohlenhydratreduzierte Ernährungsweise, die man lebenslang durchsetzen soll, ist für viele Menschen schwer umsetzbar. Eine streng ketogene Ernährungsweise erlaubt eine täglich maximale Aufnahme von etwa 20 Gramm Kohlenhydrate. Viele Menschen sehen dies als nicht umsetzbar und visieren eine tägliche Aufnahme von etwa 100-130 Gramm an.

6.3 Die Glyx-Diät

Diese Ernährungsform basiert auf den glykämischen Index. Der glykämische Index (GI) ist ein Maß, der die Wirkungsweise von kohlenhydrathaltigen Lebensmitteln auf den Blutzuckerspiegel beschreibt. Je höher der glykämische Index eines Lebensmittels, desto schneller steigert dieses den Blutzuckerspiegel eines Menschen. Da die Insulinsekretion proportional zu dem Blutzuckerspiegel ist, kann man dadurch Rückschlüsse über die Insulinsekretion schließen. Die Höhe der Insulinsekretion ist ein wichtiger Faktor für die Low-Carb-Ernährung. Der Referenzwert des glykämischen Index ist Traubenzucker, der einen Höchstwert von 110 aufweist. Lebensmittel mit einem glykämischen Index von über 70, haben einen hohen GI. Werte zwischen 50 und 70 gelten als die Mitte und Werte unter 50 als niedrig. Mit diesem Wissen werden Kohlenhydrate in sogenannte „gute Kohlenhydrate" und „schlechte Kohlenhydrate" unterteilt. Je komplexer die Kohlenhydratkette, desto nüchterner die Insulinantwort. Darauf aufbauend kann man schließen, dass Menschen, die diese Form der Low-Carb-Ernährung präferieren, auf langkettige beziehungsweise komplexe Kohlenhydrate setzen, da diese einen viel geringeren GI aufweisen und somit Insulinspitzen (oder auch „Spikes" genannt) vermieden werden können. Das hängt damit zusammen, dass die Zerkleinerung der Moleküle viel langsamer erfolgt und dementsprechend die Insulinantwort niedriger ausfällt. Menschen, die auf diese Ernährungsform setzen, werden nicht von Heißhungerattacken aufgesucht.

Die folgende Übersicht gibt Auskunft über den glykämischen Index einiger Lebensmittel:

Lebensmittel	Glykämischer Index	Zuordnung
Malzzucker	110	Sehr hoch
Bier	110	Sehr hoch
Pommes frites	90	Hoch
Coca-Cola	90	Hoch
Brezel	85	Hoch
Gebackene Kartoffeln	85	Hoch
Weißbrot	80	Hoch
Honig	80	Hoch
Croissant	70	Hoch
Kartoffeln (gekocht)	70	Hoch
Vollmilch Schokolade	70	Hoch
Ananas	65	Mittel
Banane	60	Mittel
Fruchtjoghurt	60	Mittel
Basmati-Reis	55	Mittel
Vollkornbrot	45	Niedrig
Haferflocken	40	Niedrig
Apfel	35	Niedrig
Vollmilch	30	Niedrig
Nüsse	15-30	Niedrig

Tabelle 1: Der glykämische Index /
Quelle: https://www.dr-barbara-hendel.de/bewusstes leben/ernaehrung/tabellen/glyx-tabelle/, 2016

6.4   LOGI-Methode

Eine weitere bekannte Low-Carb-Ernährungsform ist die LOGI-Methode. „LOGI" ist die Abkürzung für „Low Glycemic" (englisch: niedriger glykämischer Index) und basiert, wie der Name schon verrät, auf den glykämischen Index. Im Vergleich zu der Glyx-Diät, ist die LOGI-Methode eine ausgereiftere Ernährungsform. Die Zusammenstellung der Mahlzeiten erfolgt über die sogenannte „LOGI-Pyramide", die basierend auf den GI aufgebaut ist. Es existieren vier Stufen, wobei die Basis der Ernährung sich hauptsächlich nach der ersten Stufe richtet.

Lebensmittel, die zu der ersten Stufe gehören, sind Salate, Gemüse und zuckerarmes Obst. Aufgrund der sehr geringen Kaloriendichte und des niedrigen glykämischen Indexes, werden verstärkt zu jeder Mahlzeit besonders diese Lebensmittel konsumiert, die unserem Körper auch wichtige Vitamine und Mineralien liefern.

Verglichen mit der ketogenen Ernährungsweise, ist diese Ernährungsform weniger fettbasiert, jedoch spielen auch hier Fette eine wichtige Rolle. Gesunde Fette gehören nämlich ebenfalls der ersten Stufe an, denn diese liefern essenzielle Fettsäuren (Fette, die der Körper nicht selbst herstellen kann) und fettlösliche Vitamine.

Auf der zweiten Stufe reihen sich die eiweißhaltigen Nahrungsmittel ein, die den Organismus mit Aminosäuren versorgen und ein längeres Sättigungsgefühl bewirken. Daher sollte man verstärkt Nahrungsmittel, wie zum Beispiel Fleisch, Fisch und Eier verzehren.

Stufe drei beinhaltet Lebensmittel, auf die man eher weniger setzen sollte und die Portionen dementsprechend bescheidener ausfallen müssen. Dazu gehören Nahrungsmittel wie Nudeln, Brote, Kartoffeln oder Reis. Diese dürfen dennoch verzehrt werden, jedoch mit dem Hintergedanken, dass auch die Insulinsekretion aufgrund des höheren GI ansteigen wird.

Auf der vierten Stufe findet man die Nahrungsmittel, auf deren Verzehr man nicht kategorisch verzichten, die Portionen aber minimal halten sollte. Aufgrund der hohen Kohlenhydratdichte und des damit resultierenden starken Anstiegs von Insulin, wird ein Zustand erreicht, der eigentlich vermieden werden sollte. Da ein Aussprechen von Verboten nicht zielführend ist, wird der Verzehr dieser Lebensmittel prinzipiell nicht untersagt.

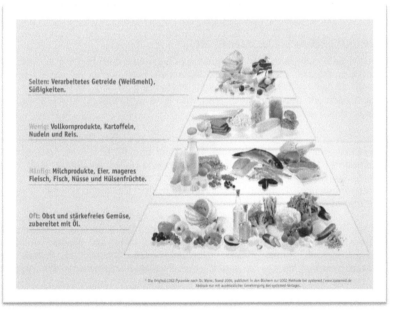

Abbildung 2: Die LOGI-Pyramide , Quelle: https://www.logi-aktuell.de/logi-methode/logi-pyramide, 2017

6.5 Sonstige Low-Carb-Ernährungsformen

Es existieren noch viele weitere Low-Carb-Ernährungsformen, die sich minimal voneinander unterscheiden. Manche Formen, wie zum Beispiel die **New-York-Diät** erlaubt eine unbegrenzte Einnahme an Kohlenhydrate, solange dies nur in Form von Obst, Gemüse und Hülsenfrüchten erfolgt. Bei der **Lutz-Diät** (früher die erste Wahl für Diabetiker) wird mit Broteinheiten gerechnet. Eine Broteinheit (kurz: BE) entspricht etwa zwölf Gramm Kohlenhydraten. Erlaubt sind sechs BE, wodurch der Anwender auf maximal 72 Gramm Kohlenhydrate kommt, die er täglich zu sich nehmen darf. Die **Montignac-Methode** ähnelt sehr stark der Glyx-Diät und basiert ebenfalls auf den GI. Die **South-Beach-Diät** ist eine Kombination zwischen strikter Low-Carb-Ernährung und der Glyx-Diät.

7. Vor- und Nachteile

Für viele Menschen ist mit der Low-Carb-Ernährung die passende Ernährungsweise gefunden. Eine Umstellung bereitet zu Beginn einige Schwierigkeiten, denn der Körper muss sich anfangs an den neuen Zustand gewöhnen. Nach der Umstellung profitieren allerdings viele Menschen von den Vorteilen, die diese Ernährungsform mit sich bringt.

Folgende Nutzeffekte sind zu verzeichnen:

a) Durch die verminderte Kohlenhydratzufuhr (vor allem das Meiden von einfachen Kohlenhydraten), treten Heißhungerattacken nicht mehr auf. Das hat den positiven Nebeneffekt, dass man weniger Nahrung zu sich nimmt und somit die Kalorienzufuhr dezimiert wird. Man wird eine ungewollte Gewichtsreduktion verzeichnen können.

b) Das Streichen der einfachen Kohlenhydrate aus dem Ernährungsplan hat ebenfalls eine weitere vorteilhafte Folge auf den Körper. Durch die erhöhte Einnahme an protein- und fettreiche Nahrungsmittel, wird der Verdauungsprozess deutlich verlangsamt und man verspürt einen viel längeren Sättigungseffekt. Dadurch stabilisiert sich der Blutzuckerspiegel und die Fettdepotsynthese wird gehemmt.

Diese Tatsache ließ sich auch im Rahmen eines Selbstversuchs belegen. Mit einem Blutzuckermessgerät maß ich bei nüchternen Magen an zwei verschiedenen Tagen meinen Blutzuckerspiel. Dieser lag jeweils vor Nahrungsaufnahme bei 95 mg/dl. Anschließend konsumierte ich folgende Nahrungsmittel:

- <u>Frühstück 1</u>: Zwei weiße Toastscheiben, Nuss-Nougat-Creme und Margarine (etwa 70 Gramm Kohlenhydrate, 420 Kcal)

- <u>Frühstück 2</u>: 100 Gramm Haferflocken, 25 Gramm Whey-Protein-Isolat mit Wasser (70 Gramm Kohlenhydrate, 430 Kcal)

Zu jeder Durchführung ermittelte ich in regelmäßigen Zeitabständen von zwanzig Minuten meinen Blutzuckerspiegel. Das folgende Diagramm veranschaulicht meine Ergebnisse:

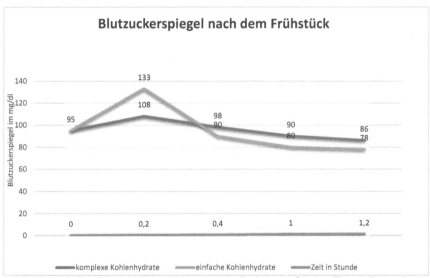

Abbildung 3: Der Blutzuckerspiegel nach dem Frühstück, Quelle: Eigene Darstellung

Obwohl mein Selbstversuch nicht nach wissenschaftlichen Standards und Regularien erfolgte und somit keine Rückschlüsse erlaubt sind, so ließ sich dennoch die Tendenz darstellen, dass kurzkettige Kohlenhydrate den Blutzuckerspiegel stärker ansteigen lassen.

c) Eine Blutzuckerstabilisierung ist bezüglich des gesundheitlichen Aspekts ein wünschenswerter Zustand, der einige positive Auswirkungen mit sich bringt. Es gilt: Je stärker und häufiger die Insulinsekretion, desto mehr sinkt die Insulinsensilität. Mit dem Stabilisieren des Blutzuckerspiegels geht man somit präventiv gegen eine Insulinresistenz und damit gegen Typ 2 Diabetes vor.

d) Die Lebensumstellung, die durch das Einhalten dieser Ernährungsumstellung eintritt, fördert den bewussten Umgang mit Essen. Man beginnt sich mit Nahrungsmittel auseinandersetzen, die übliche Ernährungsweise wird hinterfragt und die Nährwerttabellen auf den Lebensmitteln gewinnen an Bedeutung. Das führt dazu, dass nährstoffreiche Lebensmittel wie beispielsweise Gemüse, fettarmes Fleisch, Fisch, Nüsse und Salat häufiger auf dem Essenstisch zu sehen sind.

e) Durch den Zustand der Ketose, also der Umstellung des Organismus auf anderweitige Energielieferanten, werden vor allem zu Beginn die vorhandenen Fettreserven genutzt. Somit wird der Körperfettanteil gesenkt, was wiederum positive Auswirkungen auf die Insulinsensibilität hat.

f) Prädestiniert ist diese Ernährungsmethode vor allem für Menschen, die an Diabetes-Mellitus-Typ-2 erkrankt sind und schon im nüchternen Zustand einen erhöhten Blutzuckerwert aufweisen. Durch die Umstellung verbessert sich die gesundheitliche Situation, die Blutzuckerwerte stabilisieren sich und je schneller man mit der Ernährungsumstellung beginnt, desto eher besteht die Wahrscheinlichkeit, vom Diabetes Mellitus geheilt zu werden. Dies wurde kürzlich durch die in „The Lancet" (eine der ältesten medizinischen Fachzeitschriften der Welt) veröffentliche Langzeitstudie eindrucksvoll gezeigt. Diabetes-Patienten konnten durch eine Ernährungstherapie und einer Gewichtsreduktion auf Medikamente verzichten und im besten Falle geheilt werden. [1]

Nachteile:

Goethe pflegte zu sagen: „Wo viel Licht ist, da ist auch viel Schatten". Bezogen auf die Low-Carb-Ernährungsweise, so trifft diese Aussage auch hier zu. Es gibt durchaus Kehrseiten, auf die ich nun hier explizit eingehen werde.

a) Trotz der vielen Vorteile wird die Low-Carb-Ernährung vor allem von Wissenschaftlern und Medizinern nicht befürwortet. In diesen Kreisen besteht die Ansicht, eine Low-Carb-Ernährung eigne sich nur für Menschen, die an Diabetes erkrankt sind. Eine Low-Carb-Ernährungsweise könne zu einer Fehl- und Mangelernährung führen, welche ungemein viele Nachwirkungen mit sich bringen könne. Eine vor kurzem veröffentlichte Studie warnt vor dieser Ernährungsform und nennt als mögliche Risiken Schlaganfälle, Herzinfarkte und das vorzeitige Ableben. [2]

b) In vielen kohlenhydratreduzierten Lebensmitteln sind keine Mikronährstoffe (Vitamine und Spurenelemente) enthalten. Die Mikronährstoffe sind essentiell für den Körper und ein Mangel kann zu gesundheitlichen Problemen führen. Auftretende Symptomatik bei Mangelernährung ist zum Beispiel eine durch Vitaminmangel erworbene Alopezie (Haarausfall), Schwäche, Müdigkeit und Sehstörungen.

c) Eine Low-Carb-Ernährung ist immer mit einer erhöhten Eiweißaufnahme verbunden. Der erhöhte Verzehr ist jedoch nicht unbedingt von Vorteil. Eiweiße sind essentielle Makronährstoffe, die in der Niere verstoffwechselt werden. Durch die erhöhte Eiweißzufuhr wird dieser Stoffwechsel stark angeregt. Kommen die Nieren aufgrund den dauerhaft erhöhten Eiweißmengen (vor allem bei Sportler, die sich kohlenhydratarm ernähren) nicht mehr hinterher, könnte im Extremfall eine Niereninsuffizienz auftreten.

d) „Kohlenhydrate machen glücklich" heißt es im Volksmund. Eine Umstellung führt zu Beginn zu Antriebslosigkeit, Kraftlosigkeit und Schwindel. Die Psyche leidet enorm unter der Restriktion und das könnte negative Auswirkungen auf den Alltag, das Arbeitsleben und auf die familiäre Situation haben.

e) Ein großer Nachteil findet man vor allem im Sport. Sei es im Kraftsport, in Ballsportarten oder in der Leichtathletik, so ist die Leistungsfähigkeit eines Sportlers immens vom Glykogen abhängig. Glykogen ist die Speicherform der Kohlenhydrate, die in der Muskulatur und in der Leber vorhanden ist. Entleerte Glykogenspeicher führen zur raschen Ermüdung. [3] Soll eine schnelle Energiezufuhr während des Trainings erfolgen, so ist eine Kohlenhydrateinnahme unabdingbar. Sportwissenschaftliche Studien haben ergeben, dass Kohlenhydrate für eine bessere Regeneration, erhöhter Trainingsqualität und Leistungsfähigkeit essentiell sind. Ein Verzicht schadet dem Training und erhöht die Infektionsanfälligkeit. [4]

f) Jede Person, die sich im Zustand einer kurzfristigen Gewichtsreduktion befand, kennt die folgende unangenehme Situation: Man sitzt mit der Familie oder mit Freunden im Restaurant, um gemeinsam zu essen. Alle Personen bestellen delikate Speisen, bei dessen Anblick einem das Wasser im Mund zusammenläuft. Die Anwesenden genießen ihre Speisen, während man selbst nur „Beisitzer" ist und nichts bestellt oder im schlimmsten Falle nur nach einer kleinen Speise verlangt. In solch einer Situation wird man sich des Öfteren vorfinden, wenn man sich kohlenhydratreduziert ernährt. Da unsere aktuelle Ernährung sehr kohlenhydratbasiert ist, wird man dadurch vom geselligen Essen ausgeschlossen. Dies führt natürlich zur Einschränkung der Lebensqualität und somit zur Einengung.

8. Umsetzungsmöglichkeiten im Alltag

Die Umstellung und Durchführung dieser Ernährungsweise bedarf einer personenbezogenen Analyse, in der die Ausgangslage für den Menschen erörtert und nach dieser gehandelt werden sollte. Meiner Meinung nach existieren fünf Faktoren, die eine übergeordnete Rolle spielen und auf die dementsprechend das Augenmerk zu richten ist. Diese Faktoren sind **Alter, Familienstatus, körperliche Aktivität, Arbeitsalltag** und vor allem die **Essgewohnheiten**.

Im Folgenden werde ich drei Umsetzungsmöglichkeiten darstellen und spezifisch darlegen, wie eine ungefähre Umsetzung aussehen könnte.

a) Berufstätige:

Barbara ist 44 Jahre alt und wiegt bei einer Größe von etwa 158 cm um die 71 Kilogramm. Eigentlich fühlt sie sich relativ wohl in ihrem Körper, wären da nicht die überschüssigen Fettmaßen an den Beinen und an der Hüfte, die sie stören. Da die Wechseljahre anstehen und diesbezüglich mit einer Gewichtszunahme aufgrund der hormonellen Veränderungen zu rechnen ist, beschließt sie zum Arzt zu gehen, um sich diesbezüglich medizinisch aufklären zu lassen. Außerdem möchte sie wissen, inwiefern ihr Gewicht nach medizinischer Kategorisierung einzuordnen ist. Der Arzt untersucht sie und verwendet den Body-Mass-Index (BMI) als Maßstab. Er stellt fest, dass Barbara mit einem BMI von 28,4 übergewichtig ist. (An dieser Stelle der Hinweis, dass die Berechnung des BMI nur eine statische Methode zu Ermittlung des Gewichtsbereiches ist. Dieser berücksichtigt nicht andere wichtige Faktoren wie Knochendichte und Muskelmasse).

Der Arzt empfiehlt eine Ernährungsumstellung mit dem Hinweis, dass ein Ernährungsberater dabei helfen könne. Nach der Beratung und der Analyse sind folgende Daten zu der Person notiert worden:

Arbeitsalltag:

- Barbara arbeitet seit 20 Jahren für das Finanzamt. Überwiegend erledigt sie Bürotätigkeiten.
- Sie startet täglich um 8:00 Uhr und beendet den Arbeitstag um 16:45 Uhr.

Familiäre Situation:

- Barbara ist alleinerziehende Mutter eines siebenjährigen Kindes, das in die Grundschule geht.

Sportliche Aktivität:

- Da sie im Büro arbeitet, erledigt sie ihre Tätigkeiten sitzend.
- Privat geht sie nicht zum Sport, da sie sich um ihren Sohn und um den Haushalt kümmern muss.
- Nach der Arbeit ist sie sehr müde und findet nicht die Motivation, in ein Fitnessstudio zu gehen.

Essgewohnheiten:

- Barbara frühstückt gerne morgens vor der Arbeit ausgiebig. Verzehrte Nahrungsmittel sind zum Beispiel weiße Brötchen, Nutella, Marmelade, Fruchtsäfte und Aufschnitt (Käse und Fleisch).
- Am Arbeitsplatz hat sie in ihrer versteckten Schublade ein paar Naschereien aufbewahrt, die den kleinen Hunger bekämpfen sollen.
- Zum Mittagessen ist sie dann mit den Kollegen gegen 13:30 Uhr verabredet. Man trifft sich in der Kantine und isst gemeinsam.
- Nach der Arbeit ist sie nach Bewältigung der Arbeitsaufgaben erschöpft, verspürt wieder Hunger und ist sich zudem im Klaren, dass ihr Sohn noch abgeholt werden muss und dieser ebenfalls hungrig sein wird. So wird um 17:30 Uhr zusammen zu Abend gegessen.
- Gegen 21:00 Uhr hat sie wieder Hunger und isst noch einmal etwas Kleines.

Basierend auf den Formen der Low-Carb-Ernährung, ist eine eindeutige Festlegung auf eine der Low-Carb-Ausprägungsformen meines Erachtens nach nicht unbedingt notwendig. Essenziell ist jedoch die Vereinbarung der Ernährungsform mit dem Alltag. Man könnte natürlich auf die verschiedenen Low-Carb-Ernährungsformen zurückgreifen und das ein oder andere in die neue Ernährungsweise integrieren.

Viele Menschen werden sich mit dem hier dargestellten Beispiel identifizieren können. Bezogen auf dieses Szenario, so müsste man einige wichtige Änderung vornehmen und diese dann langfristig umsetzen.

Hat eine Person direkt nach dem Aufstehen einen starken Hunger und kann ohne ein ausgiebiges Frühstück nicht in den Tag starten, so wäre der Verzehr von komplexen Kohlenhydraten enorm wichtig. Man könnte beispielsweise das Weißbrot mit Roggenbrot oder die oftmals mit unglaublich hohen Mengen an raffiniertem Zucker zugesetzten Fruchtgetränke durch frisch gepresste Säfte eintauschen. Noch besser wäre es, auf eiweißhaltige Nahrungsmittel zu setzen, die einen viel höheren Sättigungseffekt bewirken. Somit wirkt man Heißhungerattacken entgegen und wird auch auf die tägliche Nascherei auf der Arbeit verzichten, wodurch man allein durch diese kleine Umstellung enorm profitieren wird. Nuss-Nougat-Cremes, Marmelade, Schokobrötchen oder Croissants sind Nahrungsmittel, die man leicht ersetzen kann. Alternativen sind zum Beispiel Körniger Frischkäse, Quark mit etwas Früchten, Haferflocken, Eier mit Speck und Vollkornbrot.

Viele Menschen setzen sich zum Mittagessen in die Kantine oder essen gemeinsam im Restaurant. Man ist meist sehr hungrig und bestellt sich nichtsahnend Gerichte, die sehr hohe Mengen an Kohlenhydrate beinhalten. Sinnvoll wäre hier der simple Ansatz, dass man sich über die Zubereitung der Speisen informiert, oder Gerichte auswählt, dessen Nährwerte man ungefähr abschätzen kann. Eine andere, für viele Menschen anstrengende Variante, wäre das gekochte Essen von zuhause mitzubringen. Durch das bewusste Kochen setzt man verstärkt auf komplexe und proteinreiche Lebensmittel, wodurch man sich in den meisten Fällen gesünder ernährt.

Fast-Food oder Fertiggerichte sind in den allermeisten Fällen hochkalorisch und sehr kohlenhydratreich. Solche Gerichte sind mit einer kohlenhydratreduzierten Ernährungsform kaum zu vereinen und sollten gemieden werden. Das gelegentliche „Sündigen" ist natürlich gestattet. Man muss nicht strikt Schokolade meiden oder sich der Pizza und dem Burger abschwören. Das darf es natürlich ab und an auch geben, jedoch sollte man versuchen, Kohlenhydrate an den richtigen Stellen einzusparen, um letztendlich sich gesund, bewusst und erfolgreich zu ernähren. Um das zu erreichen, bedarf es eines starken Willens. Der schnelle Ausflug zum McDonald's-Restaurant darf keine Alternative sein. Sinnvoller wäre hier der Vorschlag, für mehrere Tage vorzukochen. Es existieren etliche Rezepte, die dafür in Frage kämen. Man muss es im Endeffekt nur wollen.

b) <u>Sportler:</u>

Eine andere Umsetzungsmöglichkeit, die meines Erachtens nach wichtig ist, ist die eines Sportlers. Dazu werde ich nicht wie letzteres, eine ungefähre Personenanalyse darstellen, sondern lediglich die wichtigsten Eckpfeiler erläutern.

Wie schon im vorigen Kapitel erwähnt, sind sich Sportwissenschaftler einig, dass eine Low-Carb-Ernährung für Leistungssportler ungeeignet ist.

Für Sportler (vor allem Kraftsportler), die sich nicht im Leistungssportbereich befinden, existiert eine Umsetzungsvariante die sich „Carb-Cycling" nennt. Carb-Cycling beschreibt im Grunde nichts anderes als die zyklisierte Einnahme von Kohlenhydraten an bestimmten Tagen. Es existieren innerhalb einer Woche sogenannte Zyklen, an denen entweder viel, moderat oder wenige Kohlenhydrate verzehrt werden. Man unterteilt diese Tage in High-Carb-Days, Medium-Carb-Days und Low-Carb-Days. Entscheidend ist dabei die Tatsache, dass sich die Kohlenhydrateinnahme einzig und allein nach dem Trainingspensum richtet.

An High-Carb-Tagen wird ein hartes Training forciert. Geeignet wäre an diesen Tagen ein Ganzkörpertraining oder auch ein Training der großen Muskelgruppen. An Medium-Carb-Tagen soll die Trainingsintensität etwas reduziert werden. Hier eignet sich das Training von kleineren Muskelgruppen. An Low-Carb-Tagen wird nicht trainiert. Sinn und Zweck des Ganzen besteht darin, dass die Trainingsperformance unter anderem stark von den Kohlenhydraten und vom Glykogen abhängig ist.

Je schwerer und härter man trainiert, desto mehr Energie benötigt unser Körper. Die kohlenhydratreichen Tage sollen den Stoffwechsel anregen und gleichzeitig die Glykogenspeicher füllen. Sinnvoll ist auch, an High-Carb-Tagen auf komplexe Kohlenhydrate zu setzen. Vollkornprodukte oder auch Haferflocken eignen sich zum Beispiel hervorragend dafür. Die sogenannten Low-Carb-Days dienen der Regeneration und der Aktivierung der Ketose und somit wäre ein Training an diesen Tagen kontraproduktiv. Es existieren zudem drei wichtige Regeln, die es zu beachten gilt:

a) Der tägliche Verzehr von fünf Mahlzeiten. Das Frühstück darf dabei nicht ausgelassen werden und die anderen Mahlzeiten müssen im Drei-Stunden-Rhythmus taktiert werden

b) Die je nach Einteilung zu verzehrende Kohlenhydratmenge wird durch folgende Formel bestimmt: Körpergewicht x 2,5 Gramm = Kohlenhydratwert in Gramm. Dieser Wert soll als Richtwert gelten und die Kohlenhydratzufuhr an den Medium-Carb-Days darstellen. Auf diesen Wert aufbauend sollen an Low-Carb-Days nur 75% des errechneten Wertes konsumiert werden und an High-Carb-Days sind 125% als Zielsetzung anzustreben.

c) Für den Muskelaufbau entscheidend, sind vor allem die Eiweiße. Der Konsum von eiweißhaltigen Lebensmitteln ist obligatorisch.

c) Diabetiker:

Hinter einer Ernährungsumstellung steckt in den meisten Fällen die Unzufriedenheit mit dem eigenen Körper. Das Streben nach einer guten körperlichen Beschaffenheit ist bei jedem Menschen zu finden. Eine dünne Taille oder ein Waschbrettbauch sind gesellschaftliche Ideale, die erstrebenswert sind. Bei Diabetikern steckt jedoch hinter der Ernährungsumstellung eine ganz andere Absicht. Durch die erworbene Insulinresistenz produziert die Bauchspeicheldrüse im nüchternen Zustand viel mehr

Insulin und schüttet dieses in die Blutbahn aus. Die Nahrungsaufnahme (vor allem von einfachen Kohlenhydraten) regt die Insulinabgabe an und somit steigt die Insulinkonzentration immens. Das hat den Nebeneffekt, dass sich der Blutzuckerspiegel drastisch wieder senken wird und Heißhungerattacken auftreten werden.

Obwohl der Wille zu einer Gewichtsreduktion bei sehr Vielen vorhanden ist, mangelt es an einer durchdachten Umsetzung. Somit zeigt sich, dass Menschen mit Diabetes Mellitus nicht der Traumfigur nacheifern, sondern ihre gesundheitliche Situation verbessern möchten. Eine Low-Carb-Ernährung befreit die Betroffenen vom Dilemma der Blutzuckerschwankungen.

Die wichtigste und zugleich effektivste Umstellung ist die Stabilisierung des Blutzuckerspiegels, die die Insulinpeaks verhindert. Die Umstellung auf eine kohlenhydratreduzierte Ernährung eignet sich dafür ideal. Dieses Vorhaben sollte jedoch mit ärztlicher Begleitung erfolgen. Der Vorteil besteht vor allem darin, dass die übliche Berechnung nach Broteinheiten wegfällt. Man ernährt sich viel bewusster und wird mehr Lebensfreude verspüren.

Viele Diabetiker neigen während der Umstellungsphase gerne dazu, die Kohlenhydratmengen drastisch zu senken. Damit ist jedoch Vorsicht geboten, denn bei systematischen Kohlenhydratentzug droht die Gefahr einer Unterzuckerung. Der längere Aufschub einer Mahlzeit kann negative Folgen haben, die im schlimmsten Falle zu einer Bewusstseineintrübung gepaart mit Vigilanzstörungen führt.

9. Ausschlusskriterien

9.1 Die Selbstdisziplin

Mit einer Low-Carb-Ernährung kann man sehr gute Resultate erzielen, das steht definitiv fest. Andererseits muss man sagen, dass nicht jeder für diese Ernährungsform geeignet ist. Für viele Menschen sind Kohlenhydrate ein Muss und ein Verzicht stellt keine Option dar. Zählt man zu diesen Menschen, so wäre diese Ernährungsform alles andere als geeignet. Die Lebensqualität würde darunter leiden und diese wollen wir durch die Ernährungsumstellung unter anderem auch verbessern. Wer nicht aus Überzeugung auf Kohlenhydrate verzichtet, der wird letztendlich gestresst sein und den Spaß am Leben verlieren. Somit müsste man sich vor Beginn der Ernährungsumstellung die Frage stellen: „Habe ich genug Selbstkontrolle und Selbstdisziplin, um meine Essgewohnheiten auch langfristig in Richtung Low-Carb zu verändern". Die ehrliche Beantwortung dieser Frage ist dann entscheidend. Somit wäre als erstes Ausschlusskriterium die zu starke Abhängigkeit des Menschen von kohlenhydrathaltiger Kost zu nennen.

9.2 Leistungssport

Die Umstellung auf eine kohlenhydratreduzierte Ernährung sollte auch von Leistungssportler gemieden werden. Die Trainingsleistung wird sinken und somit besteht die Gefahr, dass der Leistungssportler seine Ziele nicht erreichen kann. „Es gibt zudem Hinweise, dass eine kohlenhydratreduzierte Ernährung das Verletzungsrisiko von Sportlern erhöhe und das Immunsystem beeinträchtigt", so der Ernährungswissenschaftler Mosler in der Deutschen Zeitschrift für Sportmedizin. Low-Carb und Leistungssport sind wohl Begriffe, die schwer miteinander zu vereinen sind.

9.3 Die Gesundheit

Für viele Menschen käme eine Low-Carb-Ernährung aufgrund von gesundheitlichen Faktoren nicht in Frage. Unsere Nahrungsaufnahme wird bei der Low-Carb-Ernährung zum größten Teil von Fleisch und Milchprodukten abgedeckt. Durch die verstärkte Aufnahme von eiweißhaltiger und fettreicher Nahrung werden auch viele gesättigte Fettsäuren aufgenommen. Menschen mit verminderter Nierenfunktion würden durch die eiweißhaltigen Nahrungsmittel die Nieren noch weiter belasten. Die dabei anfallenden Harnsäurewerte könnten fatale Folgen mit sich bringen.

Des Weiteren sind Menschen mit erhöhten Blutfettwerten nicht für diese Ernährungsform geeignet. Durch die erhöhte Fettzufuhr kann der LDL-Wert (Low-Density-Lipoprotein), auch bekannt als „das böse Fett", ansteigen. Mögliche Auswirkungen sind Gefäßverkalkungen und im schlimmsten Falle können diese zu einem Herzinfarkt führen. [5]

Herzkranke Menschen sind ebenfalls nicht für diese Ernährungsform geeignet. Aufgrund der vielen Einschränkungen, die durch die Herzerkrankungen mit einhergehen, sind diese Menschen nicht belastbar. Die Stoffwechselumstellung und der Vorgang der Ketose könnten zu einer zusätzlichen Schädigung führen.

9.4 Die Schwangerschaft

Eine Low-Carb-Ernährung stellt keine wirkliche Alternative für schwangere Frauen dar. Das hat mehrere Gründe:

a) Die Ernährungsweise der Mutter ist sehr entscheidend für die Entwicklung des Kindes im Mutterleib. Bei einem Mangel an Kohlenhydraten besteht die Gefahr einer Unterentwicklung des Gehirns.

b) Neuen Erkenntnissen zufolge könnte eine erhöhte Aufnahme von eiweißhaltigen Lebensmitteln das Geburtsgewicht des Fötus beeinflussen und zu einer erhöhten Mortalität führen. [6]

c) Ein britischer Professor der Universität of Southampton fand mit seinem Team heraus, dass durch die Reduzierung der Kohlenhydrate in der Schwangerschaft etliche Nebenwirkungen auftreten können. Als ziemlich sicher gilt mittlerweile das erhöhte Übergewichtsrisiko des Kindes im Jugendalter. Durch die

Unterversorgung des Embryos mit Kohlenhydraten, werden bestimmte Gene an- und ausgeschaltet und dadurch gewisse genetische Mechanismen verändert. Das führt dann während der Pubertät zu Übergewicht.

10. Eigene Meinung

Im Rahmen meiner gelegentlichen Nebentätigkeit als Fitnesstrainer werde ich des Öfteren gefragt, ob ich zu den Verfechtern der Low-Carb-Ernährung zähle und welchen Wert ich den Kohlenhydraten zuschreibe. Ich persönlich zähle mich nicht unbedingt zu den großen Befürwortern dieser Ernährungsform. Das hat unter anderem den Grund, dass ich vor einigen Jahren diese Form der Ernährung ausprobierte und irgendwann feststellte, dass eine langfristige Adaption für mich impraktikabel ist.

Ich konnte in diesen sechs Wochen zwar eine Fettreduktion erzielen, dennoch lehrte mich diese relativ kurze Zeit einige grundlegende Dinge, auf die ich ohne diese Erfahrung gemacht zu haben, vielleicht nie gekommen wäre. Unter anderem begriff ich zum ersten Mal, wie eine Fettreduktion überhaupt funktioniert. Im Großen und Ganzen spielt für die Gewichtsreduktion die Kalorienbilanz die übergeordnete Rolle (die hormonelle Anpassung ist natürlich wichtig, aber dennoch nicht maßgeblich). Nur mit einer über dem Eigenbedarf liegenden Energiezufuhr wird die Fettdepotsynthese begonnen. Daraus kann man schließen, dass die Ernährungsweise nicht der ausschlaggebendste Faktor für eine Gewichtsab- oder zunahme ist.

Allerdings muss erwähnt werden, dass sich eine Low-Carb-Ernährung für eine kurzzeitige Gewichtsreduktion sehr gut eignet. Das hängt damit zusammen, dass Lebensmittel mit niedriger Kaloriendichte verstärkt konsumiert werden und den Proteinen eine höhere Bedeutung beigemessen wird. Das bewusste Weglassen der Kohlenhydrate führt zu Beginn der Ernährungsumstellung zu schnellem Erfolg. Aufgrund dessen empfehle ich diese Ernährungsform einem Kraftsportler, der eine temporäre Gewichtsumstellung anstrebt.

Als längerfristige Lösung wäre mir diese Ernährungsweise allerdings unpassend. Dafür gibt es viele Gründe, wobei der wichtigste Faktor die Psyche ist. Jeder Mensch ist in seiner Eigenart individuell und kommt mit einer bewussten Einschränkung der Lebensmittel unterschiedlich zurecht. Mich würde es jedoch stören, mich nach bestimmten Regeln orientieren zu müssen und nicht vollkommen autonom in meiner Entscheidungsfindung zu sein. Das hat zur Folge, dass ich in meiner Ernährungsweise die Nahrungsmittel konsumiere, die ich zum Zeitpunkt der Nahrungsaufnahme präferiere. Natürlich geschieht das nicht willkürlich und unbedacht, sondern erfolgt nach einer durchdachten Systematik. Ich orientiere mich nach meiner täglichen Kalorienbilanz und habe somit einen Bezugswert. Steht beispielsweise ein abendliches Treffen mit Freunden an, so würde ich mich dem anpassen und die Kalorien zu anderen Mahlzeiten reduzieren. Natürlich müssen gewisse Komponenten, wie zum Beispiel die ausreichende Aufnahme der Mikronährstoffe berücksichtigt werden.

Mit dieser Vorgehensweise lässt sich die Ernährungseinengung umgehen und man ist prinzipiell in der Lage, Gerichte an bestimmten Anlässen, wie eben zum Beispiel ein gemeinsames Essen mit Freunden, ohne jegliche Nebengedanken zu verzehren. Bezogen zu meiner Situation lässt sich eine Low-Carb-Ernährung außerdem nicht wirklich in meinen Alltag als Medizinstudent integrieren. Zu guter Letzt muss ebenfalls erwähnt werden, dass es noch keine Langzeitstudien zu einer kohlenhydratarmen Ernährung existieren. Somit stellt sich die Frage, inwiefern das konsequente Ausleben der Low-Carb-Ernährung ein Gesundheitsrisiko darstellen könnte. Schlicht und Ergreifend mangelt es mir an empirischer Evidenz.

Nichtsdestotrotz haben viele Menschen mit dieser Ernährungsform die passende Ernährungsweise für sich gefunden und profitieren von den Vorteilen, die diese Ernährungsweise aufzeigen kann. Somit lässt sich festhalten, dass in manchen Konstellationen diese Form der Ernährung profitabel wäre. Im Endeffekt hängt das einzig und allein von dem Menschen und seiner Eigenart ab.

11. Das Fazit

Die Zielsetzung dieser Hausarbeit bestand darin, einen Überblick zu der Thematik der Low-Carb-Ernährung zu geben. Dazu erfolgten zu Beginn die Erläuterung und Betrachtung von einigen essentiellen Teilaspekten, die für ein generelles Verständnis von Nöten sind. Anschließend ist explizit auf die Low-Carb-Ernährungsform eingegangen und diese Ernährungsweise systematisch erläutert worden. Diese Hausarbeit kann dabei helfen, eine Aussage zu treffen, inwiefern die kohlenhydratreduzierte Ernährungsweise sich als Ideallösung für unsere heutige Ernährungsdiskussion eignet.

Ob diese Hausarbeit alle Teilaspekte der Low-Carb-Ernährung beinhaltet und dem Leser rundum alle möglichen Fragen beantwortet, darf als kritisch betrachtet werden. Das hängt einerseits damit zusammen, dass die Ausarbeitung dieser Ernährungsweise in dem vorgegebenen Richtwert von etwa dreißig Seiten kein einfaches Unterfangen ist. Obwohl die Zielsetzung eine komplette Ausarbeitung der Thematik lautet, wird auf einige wichtige Teilaspekte kein Bezug genommen. So wurde zum Beispiel auf die vegane oder vegetarische Auslebung dieser Ernährungsweise nicht eingegangen. Außerdem könnte der ein oder andere diese Ausarbeitung als zu wissenschaftlich betrachten und somit könnten Verständnisprobleme auftauchen. Dessen ungeachtet der Vermerk, dass die Ausarbeitung dieser Thematik sich um einiges anspruchsvoller darstellte, als zu Beginn angenommen. Der Versuch, diese durchaus komplexe Thematik sowohl klar verständlich als auch methodisch und fachspezifisch darzustellen, stellte sich zudem als Herausforderung dar. Nichtsdestotrotz habe ich durch die Ausarbeitung dieser Hausarbeit einiges an neuem Wissen dazugewinnen können.

Zusammenfassend ist festzuhalten, dass die Low-Carb-Ernährung für bestimmte Menschengruppen sehr gut funktioniert und vor allem Menschen mit Diabetes Mellitus Typ 2 hiervon enorm profitieren könnten. Allerdings sollte man diese Ernährungsweise nicht jedem empfehlen und dabei kategorisch alle anderen Ernährungsweisen per se als „unrichtig" abstempeln. Eine Entscheidung sollte nach Abwägung der Vor- und Nachteile erfolgen und dabei darf die Individualität des Einzelnen nicht außen vorgelassen werden.

Danksagung

Besonderer Dank gebührt meinem guten Freund und Mitstudenten Abdollah Boulla. Trotz den Strapazen des Studiums hat er sich ausreichend Zeit genommen und mich während der Klausurenphase unterstützt und die Hausarbeit vor Abgabe redigiert. Ich bin sehr glücklich, dass du an dieser Hausarbeit beteiligt bist.

Literaturverzeichnis

Lehrwerke:

- Biesalski, Grimm, Nowitzki-Grimm (2017) : Taschenatlas Ernährung
- Prinzhausen (2018): LOGI und Low Carb in der Sporternährung
- Pape, Kurtz, Silbernagl (2018): Physiologie
- Raschka, Ruf (2017): Sport und Ernährung
- Rassow, Hauser, Netzker, Deutzmann (2012): Biochemie Duale Reihe 3.Auflage

Studien:

- Mazidi et al (2011): Low carbohydrate diets and all cause and cause specific mortality [3]

- Millard Stafford , Childers, Conger, Kampfer , Rahnert (2008) : Recovery nutrition: timing and composition after endurance exercise. [4]

- M.Banach (2018): Low-carbohydrate diets and all-cause and cause-specific mortality: a population-based cohort study and pooling prospective studies [5]

- M.Lean et al (2017) : Primary care-led weight management for remission of type 2 diabetes: an open-label, cluster-randomised trial [1]

- Ormsbee, Bach, Baur (2014) : Pre-exercise nutrition: the role of macronutrients, modified starches and supplements on metabolism and endurance performance. [2]

- Paul Jaminet (2011) : The Danger of Protein During Pregnancy. [6]

Internetquellen:

- Bernd Stumpp: ATP- Funktion, Verbrauch und Regeneration,

https://bernd-stumpp.de/atp-funktion-verbrauch-und-regeneration/

- Bless-Online: Historie der Herzerkrankungen,

http://www.bless-online.de/herzclub/historie2_v.html

- Chemie: Endotherme Reaktion,

http://www.chemie.de/lexikon/Endotherme_Reaktion.html

- Diabetesinformationsdienst-München: Ernährung als Therapie bei Diabetes,

https://www.diabetesinformationsdienstmuenchen.de/aktuelles/schwerpunktthemen-alt/ernaehrung-als-therapie-bei-diabetes/index.html

- Diabetes-Ratgeber: Ernährung,

https://www.diabetes-ratgeber.net/Ernaehrung

- Dr. med Barbara Hendel: Die Glyx-Tabelle,

https://dr-barbara-hendel.de/bewusstes-leben/ernaehrung/tabellen/glyx-tabelle/

- Enzyklo: Makronährstoffe,

http://www.enzyklo.de/Begriff/Makronährstoffe

- Fit forn Fun: Paelo essen wie in der Steinzeit,

https://www.fitforfun.de/abnehmen/gesund-essen/paleo-essen-wie-in-der-steinzeit_aid_12368.html

- Flexikon.Doccheck: Adenosintriphosphat,

http://flexikon.doccheck.com/de/Adenosintriphosphat

- Flexikon.Doccheck: Diabetes-Mellitus-Typ 2,

https://flexikon.doccheck.com/de/Diabetes_mellitus_Typ_2#Typ-2-Diabetes_.28ADA_Klasse_2.29

- Flexikon. Doccheck: Acetyl-CoA,

http://www.doccheck.com/de/document/2035-fettsaeuresynthese-i-vom-acetyl-coa-zum-malonyl-coa?utm_source=www.doccheck.flexikon&utm_medium=web&utm_campaign=DC%2BSearch

- Foodlinx: Woher kommt eigentlich die Low-Carb-Ernährung,

http://blog.foodlinx.de/woher-kommt-eigentlich-die-low-carb-ernaehrung/

- Lowcarb-Community: Die Geschichte von Low-Carb,

http://lowcarb-community.de/die-geschichte-von-low-carb/

- Low Carb-Deutschland: Die Vorteile einer Low-Carb-Ernährung,

https://lchf-deutschland.de/die-vorteile-einer-low-carb-ernaehrung/

- Low-Carb-Ernährung: Regeln dieser Ernährungsweise,

https://www.lowcarb-ernaehrung.info/regeln-low-carb/

- Netdoktor: Mangelernährung,

https://www.netdoktor.de/krankheiten/mangelernaehrung/

- Wikipedia: Ketose,

https://de.wikipedia.org/wiki/Ketose_(Stoffwechsel

- Wikipedia: Low-Carb,

https://de.wikipedia.org/wiki/Low-Carb

- Wikipedia: Low- carbohydrate diet,

https://en.wikipedia.org/wiki/Low-carbohydrate_diet

- Zeitschrift für Sportmedizin: Low-Carb-Ernährung im Sport

https://www.zeitschrift-sportmedizin.de/low-carb-ernaehrung-im-sport-eine-kurze-uebersicht-zu-aktuellen-erkenntnissen-und-potentiellen-risiken/

BEI GRIN MACHT SICH IHR WISSEN BEZAHLT

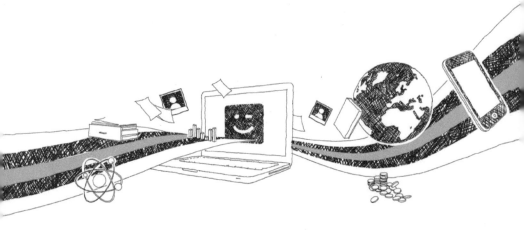

- Wir veröffentlichen Ihre Hausarbeit, Bachelor- und Masterarbeit

- Ihr eigenes eBook und Buch - weltweit in allen wichtigen Shops

- Verdienen Sie an jedem Verkauf

Jetzt bei www.GRIN.com hochladen und kostenlos publizieren

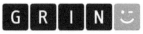